前　言

　　《中医耳鼻咽喉科常见病诊疗指南》（以下简称《指南》）包括耳胀耳闭、暴聋、耳鸣、耳眩晕、鼻窒、鼻槁、鼻鼽、鼻渊、鼻衄、急喉痹、慢喉痹、急乳蛾、慢乳蛾、急喉瘖、慢喉瘖等15个部分。

　　本《指南》由中华中医药学会提出并发布。

　　本《指南》由中华中医药学会耳鼻喉科分会归口。

　　本《指南》起草单位：北京中医药大学东方医院、中国中医科学院西苑医院、南京中医药大学、广州中医药大学第一附属医院、广州中医药大学第二附属医院、成都中医药大学、山东中医药大学附属医院、浙江中医药大学附属医院、湖北中医药大学附属医院、江西中医学院附属医院、河北康灵中医耳鼻喉科医院等。

　　本《指南》主要起草人：刘大新、严道南、汪冰、丛品、谢强、阮岩、李云英、何建北、白桦、刘蓬。

　　本《指南》起草人（按疾病顺序排列）：刘大新（耳胀耳闭）、李云英（暴聋）、刘蓬（耳鸣）、白桦（耳眩晕）、汪冰（鼻窒）、赵胜堂（鼻槁）、严道南（鼻鼽）、熊大经（鼻渊）、何建北（鼻衄）、丛品（急喉痹、慢喉痹）、谢强（急乳蛾、慢乳蛾）、阮岩（急喉瘖、慢喉瘖）。

　　专家指导小组成员：李淑良、王士贞、曹济航、朱祥成。

引　言

　　《中医耳鼻咽喉科常见病诊疗指南》（以下简称《指南》）的编写目的在于规范常见耳鼻咽喉病证的中医临床诊断、治疗，为临床中医师提供常见耳鼻咽喉病证中医常规处理策略与方法，全面提高常见耳鼻咽喉病证中医临床疗效和科研水平。本《指南》的编写遵循科学性、实用性、严谨性原则，符合医疗法规和法律要求，具有指导性、普遍性和可参照性，可作为临床实践、诊疗规范和质量评定的重要参考依据。

　　本《指南》是国家中医药管理局政策法规与监督司立项的标准化项目之一，于2006年初开始筹备。2006年9月，中华中医药学会耳鼻喉科分会派员参加了第一期全国中医药标准化培训班。2006年11月，成立了《指南》编写委员会。2009年8月，《指南》正式立项，同年9月，中华中医药学会耳鼻喉科分会制订了《指南》编写计划。2010年1月上旬，编委会成员撰写完成了《指南》草稿。2010年1月下旬，《指南》编委会在中华中医药学会标准化办公室指导下，在三亚市召开了第一次工作会议，讨论了《指南》草稿，确定了编写体例和编写工作程序。2010年2月下旬，编委会在听取国家标准化管理委员会专家审查和建议后，完成了《指南》初稿。2010年3月，编委会向全国各省市中医耳鼻喉科专家发出《指南》初稿的调查问卷，在对收回的调查问卷经计算机数据处理后，2010年4月再次向全国各地专家发出第二轮调查问卷。2010年5月，在上海召开了专家论证会议，对《指南》相关内容进一步审订和统一。2011年7月26日在北京通过了全国中医标准化技术委员会的终审。此后，根据终审意见，经过反复认真修改，于2012年6月形成定稿。

耳 胀 耳 闭

1 范围

本《指南》规定了耳胀耳闭的诊断、辨证和治疗。

本《指南》适用于耳胀耳闭的诊断和治疗。

2 术语和定义

下列术语和定义适用于本《指南》。

耳胀耳闭 secretory otitis media，etc.

耳胀耳闭是指以耳内胀闷堵塞感及听力下降为主要特征的中耳疾病。新病者称为耳胀，久病者称为耳闭。西医学的分泌性中耳炎等属于本范畴。

3 诊断

3.1 诊断要点

3.1.1 病史

多有感冒史或长期鼻病史，儿童可有腺样体肥大史。

3.1.2 临床症状

耳内胀闷堵塞感，伴有听力下降。病初起，以耳内胀闷为主，或兼有疼痛；病久者，耳内如物阻隔，听力逐渐下降。

3.1.3 局部检查

早期可见鼓膜轻度充血、内陷，若鼓室有积液，则可透过鼓膜见到液平面；若反复发作，可见鼓膜严重内陷，甚或粘连；亦可见鼓膜萎缩或钙化。

3.1.4 其他检查

音叉试验及纯音测听检查提示传导性聋，病久者，可呈混合性耳聋；声导抗检查示鼓室导抗图呈负压型（C型）或平坦型（B型），声反射消失。

3.2 鉴别诊断

3.2.1 外耳道异物

外耳道异物亦可出现耳堵塞感及传导性聋，但外耳道检查可发现异物，异物取出后症状消失。

3.2.2 耵耳

耵耳亦可出现耳堵塞感及传导性聋，但外耳道检查可见耵聍栓塞，取出耵聍后症状消失。

3.2.3 鼻咽肿物

鼻咽肿物（如鼻咽肿瘤、腺样体肥大等）压迫咽鼓管亦可导致中耳积液，出现耳堵塞感及传导性聋，检查鼻咽部便可鉴别。

3.2.4 暴聋

暴聋亦可出现耳部闷堵感及听力下降症状，但鼓膜检查一般正常，听力学检查呈感音神经性聋。

4 辨证

4.1 风邪外袭证

耳内作胀、不适或微痛，耳鸣，自听增强，听力下降；可伴有鼻塞、流涕、头痛、发热恶寒等症；舌质淡红，苔薄白，脉浮。

4.2 肝胆湿热证

耳内胀闷堵塞感，耳内微痛，耳鸣，自听增强，听力下降；烦躁易怒，口苦口干，胸胁苦闷；舌红苔黄腻，脉弦数。

4.3 脾虚湿困证

耳内胀闷堵塞感，日久不愈，听力逐渐下降，耳鸣；可伴有胸闷纳呆，腹胀便溏，肢倦乏力，面色不华；舌质淡红，或舌体胖，边有齿印，脉细滑或细缓。

4.4 气滞血瘀证

耳内胀闷阻塞感，日久不愈，甚则如物阻隔，听力明显下降，逐渐加重，耳鸣；舌质淡暗，或边有瘀点，脉细涩。

5 治疗

5.1 治疗原则

治疗本病以通利耳窍为原则。新病多实邪困阻耳窍，病久则可兼有体虚或虚实夹杂之证。实则应祛邪通窍，虚则应补虚通窍，虚实夹杂则应扶正祛邪，病久见气滞血瘀证者，则应行气活血通窍。

5.2 分证论治

5.2.1 风邪外袭证

治法：疏风散邪。

主方：风寒偏重者，可选用荆防败毒散（《摄生众妙方》）加减。

常用药：荆芥、防风、羌活、独活、川芎、柴胡、前胡、桔梗、枳壳、茯苓、甘草。

风热偏重者，可选用银翘散（《温病条辨》）加减。

常用药：金银花、连翘、桔梗、薄荷、荆芥穗、淡豆豉、牛蒡子、淡竹叶、芦根、甘草。

5.2.2 肝胆湿热证

治法：清泻肝胆。

主方：龙胆泻肝汤（《医方集解》）加减。

常用药：龙胆、黄芩、栀子、泽泻、木通、车前子、地黄、当归、柴胡、甘草。

5.2.3 脾虚湿困证

治法：健脾利湿。

主方：参苓白术散（《太平惠民和剂局方》）加减。

常用药：人参、茯苓、白术、扁豆、薏苡仁、山药、砂仁、桔梗、甘草。

5.2.4 气滞血瘀证

治法：行气活血。

主方：通窍活血汤（《医林改错》）加减。

常用药：麝香、赤芍、桃仁、红花、川芎、老葱、生姜、柴胡、香附。

5.3 中成药

防风通圣丸：适用于风邪外袭证。

龙胆泻肝丸：适用于肝胆湿热证。

参苓白术丸：适用于脾虚湿困证。

丹七片：适用于气滞血瘀证。

5.4 药物外治

选用消肿通窍的滴鼻剂滴鼻，保持鼻窍通畅，利于鼓室积液排出。

5.5 针灸疗法

5.5.1 体针

采用局部取穴与远端取穴相结合的方法。耳周取听宫、听会、耳门、翳风；远端可取合谷、外关等，使用泻法。脾虚湿困证，加足三里、脾俞、伏兔等穴，兼有肾虚，加三阴交、关元、肾俞，使用补法。

5.5.2　耳穴贴压

取内耳、神门、肺、肝、胆、肾等穴位。

5.6　其他疗法

5.6.1　咽鼓管吹张法

咽鼓管间接吹张、直接吹张或自行吹张，改善鼓室负压状态，利于鼓室积液排出。

5.6.2　鼓膜按摩

借助于仪器或自行鼓膜按摩，可减轻耳部症状，减少鼓膜粘连。

5.6.3　鼓膜穿刺法

鼓室积液者可行鼓膜穿刺抽液，反复抽液疗效不佳可行鼓膜置管，促进积液排出。

暴　聋

1　范围

本《指南》规定了暴聋的诊断、辨证和治疗。

本《指南》适用于暴聋的诊断和治疗。

2　术语和定义

下列术语和定义适用于本《指南》。

暴聋　sudden deafness

暴聋是指以突然发生的、明显的听力减退为特征的疾病。西医学的突发性耳聋等属于本范畴。

3　诊断

3.1　诊断要点

3.1.1　病史

常有恼怒、劳累、感冒等发病诱因。

3.1.2　临床症状

在数分钟、数小时或3天以内突然发生的、明显的听力下降，可伴耳鸣、耳堵塞感、眩晕、恶心、呕吐，但无眩晕反复发作史，多为单耳发病，少数亦可双耳发病。

3.1.3　局部检查

外耳道及鼓膜多无明显病变。

3.1.4　其他检查

纯音测听检查提示至少相邻的2个频率听力下降20dB以上的感音神经性聋，大多为中度或重度聋；有条件者可行声导抗检查、耳声发射检查及听觉脑干诱发电位等检查。

3.2　鉴别诊断

3.2.1　耳眩晕

耳眩晕发作时可表现为突发的耳鸣耳聋，但听力下降具有波动性，且以发作性的眩晕为主要症状。

3.2.2　耳胀耳闭

耳胀耳闭也可主诉为突发的耳鸣耳聋，但耳胀耳闭以耳内胀闷堵塞感为主要症状，检查见鼓膜充血、内陷或鼓室积液，听力检查提示传导性聋。

3.2.3　听神经瘤

听神经瘤主要表现为渐进的神经性聋，偶有因肿瘤压迫动脉导致耳蜗急性缺血等原因引起突发性感音神经性聋，CT或MRI等影像学检查可发现内听道或桥小脑角占位性病变。

4　辨证

4.1　风邪外犯证

突发听力下降，伴鼻塞、流涕，或有头痛，耳胀闷；或有恶寒、发热、身疼；舌质淡红或红，苔薄白，脉浮。

4.2　气滞血瘀证

突发听力下降，常伴耳胀闷堵塞感或耳痛，耳鸣不止，或伴眩晕；舌质暗红或有瘀点，脉涩。

4.3　肝火上扰证

突发听力下降，常出现于情绪波动后，或伴耳鸣；或有头痛、眩晕，面红目赤，口苦咽干，烦躁不安或胁痛，大便秘结，小便色黄；舌红苔黄，脉弦数有力。

4.4 痰火郁结证

突发听力下降，或伴耳鸣，自觉耳内阻塞感；头昏沉重，胸脘满闷，咳嗽痰多，口苦，大便秘结，小便色黄；舌红苔黄腻，脉弦滑。

4.5 气血亏虚证

突发听力下降，常在劳累后发生，或伴耳鸣、眩晕；倦怠乏力，声低气怯，面色无华，食欲不振，大便溏薄，心悸失眠；舌质淡，苔白，脉细弱。

5 治疗

5.1 治疗原则

治疗本病以尽快通窍复聪为原则。

5.2 分证论治

5.2.1 风邪外犯证

治法：疏风散邪。

主方：三拗汤（《太平惠民和剂局方》）加减。

常用药：麻黄、苦杏仁、防风、僵蚕、柴胡、路路通、石菖蒲、甘草。

5.2.2 气滞血瘀证

治法：行气活血。

主方：通窍活血汤（《医林改错》）加减。

常用药：麝香、川芎、当归、赤芍、桃仁、红花、柴胡、丹参、路路通、石菖蒲、黄芪、青皮、香附、甘草。

5.2.3 肝火上扰证

治法：清肝泻火。

主方：龙胆泻肝汤（《医方集解》）加减。

常用药：龙胆、栀子、黄芩、柴胡、木通、车前子、泽泻、路路通、地黄、石菖蒲、甘草。

5.2.4 痰火郁结证

治法：清热化痰。

主方：清气化痰丸（《医方考》）加减。

常用药：胆南星、瓜蒌子、半夏、茯苓、黄芩、陈皮、枳实、苦杏仁、天竺黄、甘草。

5.2.5 气血亏虚证

治法：益气养血。

主方：归脾汤（《济生方》）加减。

常用药：人参、黄芪、白术、茯苓、炙甘草、当归、龙眼肉、远志、酸枣仁、木香、大枣。

5.3 中成药

复方丹参片、丹参注射液：适用于气滞血瘀证。

归脾丸：适用于气血亏虚证。

5.4 针灸疗法

5.4.1 体针

取耳门、听宫、听会、翳风为主穴，每次主穴取2穴。风热侵袭者，可加外关、合谷、曲池、大椎；肝火上扰可加太冲、丘墟、中渚；痰火郁结可加丰隆、大椎；气滞血瘀可加膈俞、血海；气血亏虚加足三里、气海、脾俞。实证用泻法，虚证用补法。

5.4.2 耳针、耳穴贴压

取内耳、肾、肝、神门、皮质下等穴位，耳针用中等刺激；耳穴贴压用王不留行籽或类似的小丸贴压以上穴位，每日自行反复按压，不拘次数。

5.4.3 穴位注射

可取听宫、翳风、完骨、耳门等穴，药物可选用当归注射液、丹参注射液等。

5.4.4 穴位敷贴

用吴茱萸、乌头尖、大黄三味药等量，为末，温水调和，敷贴于涌泉穴，有引火下行作用，适用于肝火、痰火上扰所致耳聋。

5.5 其他疗法

5.5.1 鼓膜按摩

以手中指（或食指）置外耳道口，轻轻捺按，两侧各捺按 15～30 次，每日 3 次。适用于同时伴有耳内胀闷感的患者。

5.5.2 鸣天鼓

调整好呼吸，两手掌心紧贴两耳，两手食指、中指、无名指、小指对称横按在两侧枕部，两中指相触，将两食指叠放在中指上，然后把食指从中指上用力滑下，重重地叩击枕部，此时闻及洪亮清晰之声如击鼓。先左手 24 次，再右手 24 次，最后两手同时叩击 48 次。

5.5.3 除耳鸣功

平坐，伸一腿屈一腿，横伸两臂，直竖两掌，向前若推门状。扭头项左右各 7 次。

5.5.4 营治城郭法

两手按耳轮，一上一下摩擦之，每次可做 15 分钟左右。

耳　鸣

1　范围

本《指南》规定了耳鸣的诊断、辨证和治疗。

本《指南》适用于耳鸣的诊断和治疗。

2　术语和定义

下列术语和定义适用于本《指南》。

耳鸣　tinnitus

耳鸣是指患者自觉耳中或头颅鸣响而周围环境中并无相应声源为突出症状的疾病。西医学的感音神经性耳鸣等属于本范畴。

3　诊断

3.1　诊断要点

3.1.1　病史

可有耳外伤、爆震、噪声接触、耳毒性药物用药等病史。

3.1.2　临床症状

耳内或头颅有蝉鸣样、吹风样等不同的响声，鸣响声常对患者的睡眠、生活、工作、学习、情绪等造成影响，或产生失眠、焦虑、抑郁、烦躁等症状。

3.1.3　局部检查

外耳道及鼓膜检查一般无明显异常。

3.1.4　其他检查

3.1.4.1　听力学检查

音叉试验、纯音测听等听力学检查可显示听力正常或伴有不同程度的感音神经性耳聋。

3.1.4.2　耳鸣测试

有条件时进行耳鸣音调及响度匹配、耳鸣掩蔽曲线测试、耳鸣残余抑制试验等检查，有助于本病的诊断。

3.1.4.3　影像学检查

必要时可行头颅影像学检查以排除听神经瘤等占位性病变。

3.2　鉴别诊断

3.2.1　幻听

幻听与耳鸣均可在无声源时产生声音听觉。区别在于耳鸣为单调、无意义的鸣响，幻听为有意义的声音，如语言、唱歌或音乐。

3.2.2　体声

体声有客观的声源，如血管的搏动声、肌肉的颤动声、呼吸气流声等；耳鸣无客观声源。

3.2.3　耵耳、外耳道异物

耵耳及外耳道异物可出现耳鸣，取出耵聍或异物后耳鸣即消失。

3.2.4　耳胀耳闭、脓耳

耳胀耳闭及脓耳可出现耳鸣，但检查可见鼓膜内陷、鼓室积液或鼓膜穿孔，听力检查为传导性聋；本病鼓膜一般无异常，听力检查正常或呈感音神经性聋。

3.2.5　听神经瘤

听神经瘤常出现耳鸣，听力学检查为神经性聋，影像学检查可见内听道占位性病变。本病头颅影像学检查正常。

4 辨证

4.1 风热侵袭证

耳鸣初起，可伴耳内堵塞感或听力下降；或伴有鼻塞、流涕、头痛、咳嗽等症；舌质稍红，苔薄黄或薄白，脉浮数。

4.2 肝火上扰证

耳鸣起病或加重与情绪急躁或恼怒有关；口苦，咽干，面红目赤，尿黄，便秘，胸胁胀痛，头痛或眩晕；舌红苔黄，脉弦数。

4.3 痰火郁结证

耳鸣，耳中胀闷；头重如裹，胸脘满闷，咳嗽痰多，口苦，或口淡，大便不爽；舌质红，苔黄腻，脉滑数。

4.4 脾胃虚弱证

耳鸣起病或加重多与劳累有关，或在下蹲站起时加重；倦怠乏力，少气懒言，面色无华，纳呆，腹胀，便溏；舌质淡，苔薄白，脉细弱。

4.5 肾精亏损证

耳鸣日久；腰膝酸软，头晕眼花，发脱或齿摇，夜尿频多，性功能减退，潮热盗汗或畏寒肢冷；舌质淡或嫩红，脉虚弱或细数。

5 治疗

5.1 治疗原则

治疗本病以消除耳鸣、调适情志为原则。

5.2 分证论治

5.2.1 风热侵袭证

治法：疏风清热。

主方：桑菊饮（《温病条辨》）加减。

常用药：桑叶、菊花、薄荷、荆芥、桔梗、苦杏仁、蔓荆子、蝉蜕、甘草。

5.2.2 肝火上扰证

治法：清肝泻火。

主方：丹栀逍遥散（《内科摘要》）加减。

常用药：牡丹皮、栀子、柴胡、白芍、当归、茯苓、白术、薄荷、黄芩、甘草。

5.2.3 痰火郁结证

治法：清热化痰。

主方：清气化痰丸（《医方考》）加减。

常用药：陈皮、制半夏、茯苓、胆南星、瓜蒌子、枳实、苦杏仁、黄芩、石菖蒲、甘草。

5.2.4 脾胃虚弱证

治法：健脾益气。

主方：益气聪明汤（《证治准绳》）加减。

常用药：黄芪、人参、白术、炙甘草、升麻、蔓荆子、葛根、黄柏、白芍、当归。

5.2.5 肾精亏损证

治法：补肾填精。

主方：肾阴虚者用耳聋左慈丸（《重订广温热论》）；肾阳虚者用右归丸（《景岳全书》）加减。

常用药：熟地黄、山药、山茱萸、茯苓、牡丹皮、泽泻、磁石、五味子、石菖蒲、枸杞子、补骨脂、益智仁、附子、肉桂、菟丝子、杜仲。

5.3 中成药

耳聋左慈丸：适用肾阴亏虚证。

归脾丸：适用于脾胃虚弱证。

5.4 针灸疗法

5.4.1 体针

可取耳门、听宫、听会、翳风为主，每次选取1~2穴。风热侵袭证可加外关、合谷、曲池、大椎；肝火上扰可加太冲、丘墟、中渚；痰火郁结可加丰隆、大椎；肾精亏损可加肾俞、关元；脾胃虚弱可加足三里、气海、脾俞。实证用泻法，虚证用补法。

5.4.2 耳针、耳穴贴压

取内耳、肾、肝、神门、皮质下等穴位，中等刺激，留针20分钟左右；或行耳穴贴压。

5.4.3 穴位注射

取听宫、翳风、完骨、耳门等穴，针刺得气后注入药液，药物可选用当归注射液、丹参注射液等。

5.4.4 穴位敷贴

用吴茱萸、乌头尖、大黄三味药等量，为末，温水调和，敷贴于涌泉穴。

5.5 其他疗法

5.5.1 鼓膜按摩　参见 ZYYXH/T 308。

5.5.2 鸣天鼓　参见 ZYYXH/T 308。

5.5.3 除耳鸣功　参见 ZYYXH/T 308。

5.5.4 营治城郭法　参见 ZYYXH/T 308。

耳 眩 晕

1 范围

本《指南》规定了耳眩晕的诊断、辨证和治疗。

本《指南》适用于耳眩晕的诊断和治疗。

2 术语和定义

下列术语和定义适用于本《指南》。

耳眩晕 otogenic vertigo

耳眩晕是指以发作性眩晕，波动性耳聋和耳鸣为主要症状的疾病。西医学的梅尼埃病等属于本范畴。

3 诊断

3.1 诊断要点

3.1.1 病史

多有反复发作史，部分患者可有过度劳累，或精神紧张等诱因。

3.1.2 临床症状

眩晕突然发作，自觉天旋地转，多伴有恶心呕吐，但神志清楚，可伴有耳鸣、波动性听力下降，可有患侧耳内胀满感。

3.1.3 局部检查

外耳道及鼓膜多无异常。发作期多有自发性、水平性眼震。

3.1.4 其他检查

前庭功能检查、听力学检查等有助于本病的诊断。

3.2 鉴别诊断

3.2.1 中枢性眩晕

中枢性眩晕一般持续时间较长，多伴有颅神经、大脑或小脑症状及意识障碍，眩晕发作与体位变化无关。

3.2.2 暴聋

暴聋伴眩晕者，表现可与本病相似。但本病听力减退多呈波动性，在眩晕缓解后听力可能改善，反复发作多次后听力逐渐下降；而暴聋发病开始听力即明显下降，且无波动。

4 辨证

4.1 风热外袭证

突发眩晕，如立舟船，恶心呕吐，或耳鸣耳聋；伴有鼻塞流涕，咳嗽，咽痛，发热恶风；舌红，苔薄白，脉浮数。

4.2 肝阳上扰证

眩晕每因情绪波动而发，或耳鸣耳聋；心烦易怒，急躁，口苦咽干，胸胁苦满，头痛；舌红，苔黄，脉弦数。

4.3 痰浊中阻证

眩晕，恶心呕吐较剧烈，痰涎多，或耳鸣耳聋；胸闷不舒，头额胀闷，纳呆倦怠；舌淡，苔白腻，脉弦滑。

4.4 寒水上泛证

眩晕，或耳鸣耳聋；发作时心下悸动，畏寒，肢体不温，腰背冷痛，夜尿清频；舌淡白，苔白，脉沉细。

4.5 髓海不足证

眩晕频繁发作，发作时耳鸣较甚，听力下降；腰膝酸软，失眠多梦，五心烦热；舌红，少苔，脉细数。

4.6 上气不足证

眩晕劳累易发，或耳鸣耳聋；发作时面色苍白，神疲思睡，懒言，动则喘促，心悸；舌淡，苔薄白，脉细弱。

5 治疗

5.1 治疗原则

治疗本病以止眩息风为原则。

5.2 分证论治

5.2.1 风热外袭证

治法：疏风散热。

主方：桑菊饮（《温病条辨》）加减。

常用药：桑叶、菊花、连翘、桔梗、苦杏仁、甘草、薄荷、芦根。

5.2.2 肝阳上扰证

治法：平肝潜阳。

主方：天麻钩藤饮（《杂病证治新义》）加减。

常用药：天麻、钩藤、石决明、牛膝、杜仲、桑寄生、黄芩、栀子、首乌藤、茯神、益母草。

5.2.3 痰浊中阻证

治法：化痰息风。

主方：半夏白术天麻汤（《医学心悟》）加减。

常用药：半夏、白术、天麻、茯苓、陈皮、甘草、生姜、大枣。

5.2.4 寒水上泛证

治法：温阳利水。

主方：真武汤（《伤寒论》）加减。

常用药：附子、茯苓、白术、生姜、白芍。

5.2.5 髓海不足证

治法：滋补肾阴。

主方：杞菊地黄丸（《医级宝鉴》）加减。

常用药：熟地黄、山药、山萸肉、牡丹皮、茯苓、泽泻、枸杞子、菊花。

5.2.6 上气不足证

治法：健脾益气。

主方：归脾汤（《济生方》）加减。

常用药：人参、白术、黄芪、茯神、龙眼肉、当归、远志、酸枣仁、木香、炙甘草、生姜、大枣。

5.3 针灸疗法

5.3.1 体针

取百会、头维、风池、风府、神门、内关为主穴，合谷、外关、丰隆、中脘、解溪、行间、侠溪、肝俞、肾俞、命门、三阴交、关元、足三里、脾俞、气海等为配穴。实证用泻法，虚证用补法。

5.3.2 耳针、耳穴贴压

取肾、肝、脾、内耳、神门、皮质下、交感等穴，每次2~3穴；或行耳穴贴压。

5.3.3 头皮针

取双侧晕听区。

5.3.4 穴位注射

可取足三里、三阴交、内关、曲池、翳风等穴，每次取2～3穴。

5.3.5 艾灸疗法

取百会穴艾灸，适用于虚证患者。

————————

鼻 窒

1 范围

本《指南》规定了鼻窒的诊断、辨证和治疗。

本《指南》适用于鼻窒的诊断和治疗。

2 术语和定义

下列术语和定义适用于本《指南》。

鼻窒 chronic rhinitis, etc.

鼻窒是指以长期鼻塞、鼻甲肿大为主要特征的疾病。西医学的慢性鼻炎等属于本范畴。

3 诊断

3.1 诊断要点

3.1.1 病史

可有伤风鼻塞反复发作病史。

3.1.2 临床症状

以鼻塞为主要症状。鼻塞呈间歇性或交替性，病变较重者可呈持续性鼻塞。鼻涕量多，常为黏液性或黏脓性。讲话呈闭塞性鼻音，久病者可有嗅觉减退、头昏。

3.1.3 局部检查

病情轻者可见鼻黏膜肿胀，以下鼻甲最明显，表面光滑、湿润，呈暗红或淡红色，探针触之柔软有弹性，对减充血剂收缩反应好；病情重者可见鼻黏膜暗红、鼻甲肿大，表面粗糙呈桑葚状，触之硬而缺少弹性，对减充血剂收缩反应不敏感。

3.2 鉴别诊断

3.2.1 鼻息肉

鼻息肉与鼻窒均有鼻塞、流涕等症状；但鼻息肉鼻腔内可见表面光滑、灰白色或淡红色半透明的息肉样组织。

3.2.2 鼻鼽

鼻鼽与鼻窒均有鼻塞、流涕等症状，但鼻鼽为阵发性鼻痒、喷嚏连作、流清涕、鼻塞，发作过后诸症消失。

3.2.3 鼻渊

鼻渊与鼻窒均可出现鼻塞、流涕，但鼻渊浊涕量多，可伴有头痛或头昏，中鼻道或嗅裂可见脓涕，中鼻甲常肿胀，病程可长可短；鼻窒以下鼻甲肿胀为主，病程较长。鼻窦影像学检查可帮助诊断。

4 辨证

4.1 肺经蕴热证

鼻塞时轻时重，或交替性鼻塞，鼻涕色黄量少，鼻气灼热；鼻黏膜充血肿胀，表面光滑、柔软有弹性；或有口干，咳嗽痰黄；舌红，苔薄黄，脉数。

4.2 肺脾气虚证

鼻塞时轻时重，或交替性鼻塞，涕白而黏，遇寒冷时症状加重；鼻黏膜淡红肿胀；可伴有倦怠乏力，少气懒言，咳嗽痰稀，易患感冒，纳差便溏；舌淡，苔白，脉细弱。

4.3 气滞血瘀证

鼻塞较甚，持续不减，鼻涕不易擤出，嗅觉减退；鼻黏膜暗红肥厚，下鼻甲肿大，表面呈桑葚状，触之硬实，缺少弹性，对减充血剂收缩反应不敏感；舌质暗红或有瘀点，脉弦涩。

5 治疗

5.1 治疗原则

治疗本病以宣通鼻窍为原则。

5.2 分证论治

5.2.1 肺经蕴热证

治法：清热肃肺。

主方：黄芩汤（《医宗金鉴》）加减。

常用药：黄芩、栀子、桑白皮、麦冬、赤芍、桔梗、薄荷、甘草、荆芥穗、连翘。

5.2.2 肺脾气虚证

治法：补益肺脾。

主方：温肺止流丹（《辨证录》）加减。

常用药：人参、荆芥、细辛、诃子、甘草、桔梗、鱼脑石。

5.2.3 气滞血瘀证

治法：行气活血。

主方：通窍活血汤（《医林改错》）加减。

常用药：桃仁、红花、赤芍、川芎、老葱、麝香、大枣、辛夷。

5.3 中成药

辛夷鼻炎丸：适用于肺经蕴热证。

5.4 药物外治

5.4.1 滴鼻

可用芳香通窍的中药滴鼻剂滴鼻。

5.4.2 蒸汽吸入

可用带挥发成分的中药煎煮，蒸汽经鼻吸入。

5.4.3 下鼻甲注射

下鼻甲肥大者，可选用黄芪注射液、复方丹参注射液等，下鼻甲注射治疗。

5.5 针灸疗法

5.5.1 体针

主穴：迎香、鼻通、印堂、上星。配穴：百会、风池、太阳、合谷、足三里。每次取主穴 1～2 个，配穴 2～3 个，针刺，实证用泻法，虚证用补法。

5.5.2 耳针、耳穴贴压

耳针取鼻、内鼻、肺、脾、内分泌、皮质下等穴；或行耳穴贴压。

5.5.3 艾灸

取迎香、人中、印堂、百会、肺俞、脾俞、足三里等穴，温灸。适用于肺脾气虚证。

鼻槁

1　范围

本《指南》规定了鼻槁的诊断、辨证和治疗。

本《指南》适用于鼻槁的诊断和治疗。

2　术语和定义

下列术语和定义适用于本《指南》。

鼻槁　atrophic rhinitis，etc.

鼻槁是指以鼻内干燥，甚或黏膜萎缩、鼻腔宽大为特征的疾病。西医学的萎缩性鼻炎等属于本范畴。

3　诊断

3.1　诊断要点

3.1.1　病史

可有长期处于干燥环境，或有害粉尘和气体长期刺激、鼻腔手术史等。

3.1.2　临床症状

鼻内干燥，鼻塞感，易出鼻血，或有嗅觉减退、丧失，或有鼻气臭秽，或有头痛。

3.1.3　局部检查

鼻黏膜干燥、萎缩，鼻甲缩小，鼻腔宽大，鼻腔黏膜上可有黄绿色干痂附着。

3.2　鉴别诊断

鼻窒与鼻槁均可出现鼻塞，但鼻窒以长期鼻塞为主，下鼻甲肿大；鼻槁以鼻干燥为主，鼻甲可见萎缩，鼻腔可见多量干痂。

4　辨证

4.1　燥邪犯肺证

鼻腔干燥，黏膜色红，附有干痂，鼻内灼热；咽痒干咳；舌边尖红，苔薄白少津，脉浮数。

4.2　肺肾阴虚证

鼻腔干燥，黏膜色红，附有干痂，时有鼻衄，嗅觉减退；口干咽燥，干咳少痰，腰膝酸软，手足心热；舌红少苔，脉细数。

4.3　脾气虚弱证

鼻腔干燥，鼻腔黏膜色淡，附有干痂，嗅觉减退；面色萎黄，纳差腹胀，倦怠乏力；舌淡，苔白，脉细弱。

5　治疗

5.1　治疗原则

治疗本病以润泽鼻窍为原则。

5.2　分证论治

5.2.1　燥邪犯肺证

治法：清燥润肺。

方药：清燥救肺汤（《医门法律》）加减。

常用药：桑叶、石膏、麦冬、人参、阿胶、火麻仁、苦杏仁、枇杷叶、白茅根、茜草、甘草。

5.2.2　肺肾阴虚证

治法：滋养肺肾。

方药：百合固金汤（《医方集解》）加减。

常用药：熟地黄、地黄、百合、麦冬、玄参、白芍、当归、贝母、桔梗、甘草。

5.2.3 脾气虚弱证

治法：健脾益气。

方药：补中益气汤（《脾胃论》）加减。

常用药：黄芪、人参、白术、当归、陈皮、升麻、柴胡、薏苡仁、炙甘草。

5.3 中成药

百合固金丸：适用于肺肾阴虚证。

5.4 药物外治

5.4.1 鼻腔冲洗

用中药煎水或温热生理盐水冲洗鼻腔，以清除鼻内干痂，减少鼻腔臭气。

5.4.2 滴鼻

用具润燥作用的药物滴鼻，如蜂蜜、麻油加冰片少许，或复方薄荷滴鼻液滴鼻。

5.4.3 蒸汽吸入

可用内服中药再煎煮，蒸汽吸入鼻腔；或以生理盐水超声雾化经鼻吸入。

5.5 针灸疗法

5.5.1 体针

取迎香、禾髎、足三里、三阴交、肺俞、脾俞等穴，中弱刺激。

5.5.2 耳针、耳穴贴压

取内鼻、肺、脾、肾、内分泌等穴针刺；或行耳穴贴压。

5.5.3 穴位埋线

常规消毒，局部麻醉，用埋线针将羊肠线1cm埋入迎香穴皮下，线头勿露出皮肤，术后纱布覆盖3日，每月1次。

5.6 按摩疗法

每晚睡前自行按摩迎香、合谷、印堂、鱼际、关元、足三里等穴。

鼻鼽

1 范围

本《指南》规定了鼻鼽的诊断、辨证和治疗。

本《指南》适用于鼻鼽的诊断和治疗。

2 术语和定义

下列术语和定义适用于本《指南》。

鼻鼽 allergic rhinitis, etc.

鼻鼽是指以突然和反复发作的鼻痒、连续喷嚏、流清涕、鼻塞为特征的疾病。西医学的变应性鼻炎等属于本范畴。

3 诊断

3.1 诊断要点

3.1.1 病史

可有过敏史及家族史。

3.1.2 临床症状

具有突发性和反复发作的特点。以鼻痒、阵发性喷嚏、大量水样鼻涕、鼻塞为主要表现，或伴有眼痒、咽痒、腭痒等症状。

3.1.3 局部检查

发作期鼻黏膜多为苍白、灰白或浅蓝色，亦可充血色红，鼻甲肿大，鼻腔有较多水样分泌物。间歇期上述体征多不明显。

3.1.4 其他检查

免疫学检查如皮肤变应原测试、血清 IgE 检测等有助于本病的诊断。

3.2 鉴别诊断

伤风鼻塞有鼻痒、喷嚏、流水样鼻涕和鼻塞；但伤风鼻塞不具有突然发作、很快消失的特点，可伴发热、恶寒等全身症状，病程较短。

4 辨证

4.1 肺气虚寒证

发作性鼻痒，喷嚏连作，清涕量多，鼻塞，嗅觉减退；鼻黏膜色淡、肿胀；语声低，易患感冒，经常咳嗽、咳痰；舌淡红，苔薄白，脉细弱。

4.2 脾气虚弱证

发作性鼻痒，喷嚏连作，清涕量多，鼻塞，嗅觉减退；鼻黏膜色淡、肿胀；食少，便溏，倦怠乏力；舌淡红或胖，边有齿痕，苔薄白，脉细弱。

4.3 肾阳不足证

发作性鼻痒，喷嚏连作，清涕量多，鼻塞，嗅觉减退；鼻黏膜苍白、肿胀；畏寒，肢冷，腰膝酸软；舌淡，苔白，脉沉细。

4.4 肺经伏热证

发作性鼻痒，喷嚏连作，清涕量多或为黏稠涕，鼻塞、嗅觉减退；鼻黏膜偏红、肿胀；口干；舌红，苔薄白或薄黄，脉数。

5 治疗

5.1 治疗原则

治疗本病以宣通鼻窍、敛涕止嚏为原则。

5.2 分证论治

5.2.1 肺气虚寒证

治法：温肺散寒。

主方：温肺止流丹（《辨证录》）加减。

常用药：人参、诃子、细辛、荆芥、黄芪、白术、防风、蝉蜕、桂枝、干姜、甘草。

5.2.2 脾气虚弱证

治法：健脾益气。

主方：补中益气汤（《脾胃论》）加减。

常用药：人参、黄芪、白术、陈皮、山药、当归、升麻、柴胡、干姜、砂仁、甘草。

5.2.3 肾阳不足证

治法：温补肾阳。

主方：金匮肾气丸（《金匮要略》）加减。

常用药：附子、肉桂、熟地黄、山药、山茱萸、牡丹皮、泽泻、茯苓、乌梅、五味子。

5.2.4 肺经伏热证

治法：清肺通窍。

主方：辛夷清肺饮（《医宗金鉴》）加减。

常用药：辛夷、黄芩、石膏、栀子、桑白皮、麦冬、茜草、紫草、墨旱莲。

5.3 中成药

玉屏风散：适用于肺气虚寒证及脾气虚弱证。

5.4 药物外治

可选用芳香通窍或健脾益气的中药滴鼻剂滴鼻。

5.5 针灸疗法

5.5.1 体针

取迎香、印堂、风池、风府、足三里等为主穴，以上星、合谷、禾髎、肺俞、脾俞、肾俞、三阴交等为配穴。每次主穴、配穴各取1~2穴。

5.5.2 灸法

取足三里、命门、百会、气海、三阴交、涌泉、上星、印堂、身柱、膏肓、肺俞、脾俞、肾俞等穴，悬灸或隔姜灸。

5.5.3 耳穴贴压

取神门、内分泌、内鼻、肺、脾、肾、肾上腺、皮质下等穴。每次取3~5穴。

5.5.4 穴位注射

取迎香、合谷、风池等穴，药物可选当归注射液、人参注射液、丹参注射液等。

5.5.5 穴位敷贴

用白芥子、甘遂、细辛、麝香，分别研末，按20:10:10:0.6的比例和匀，在夏季初伏、中伏和末伏的第一天分3次用姜汁调敷贴于肺俞、膏肓、百劳等穴，每次贴30~60分钟后除去。连续应用3个夏季。

5.6 按摩疗法

患者将双手大鱼际摩擦至发热后贴于鼻梁两侧，自鼻根至迎香穴轻轻摩擦至局部觉热。或以两手中指于鼻梁两边按摩20~30次。

鼻　渊

1　范围

本《指南》规定了鼻渊的诊断、辨证和治疗。

本《指南》适用于鼻渊的诊断和治疗。

2　术语和定义

下列术语和定义适用于本《指南》。

鼻渊　sinusitis, etc.

鼻渊是指以鼻流浊涕、量多不止为主要特征的疾病。西医学的鼻窦炎等属于本范畴。

3　诊断

3.1　诊断要点

3.1.1　病史

多有感冒、疲劳、受凉等病史。

3.1.2　临床症状

鼻涕混浊量多，常伴有鼻塞，头痛或头昏，嗅觉减退。

3.1.3　局部检查

鼻黏膜充血肿胀，鼻甲肿大，尤以中鼻甲为甚，中鼻道或嗅裂可见黏脓性分泌物，病程日久者可见中鼻甲息肉样变或息肉形成。

3.1.4　其他检查

鼻窦影像学检查有助于本病的诊断。

3.2　鉴别诊断

3.2.1　伤风鼻塞

伤风鼻塞与鼻渊均有鼻塞、流涕和头痛。伤风鼻塞病程短，早期流清涕，后期为黏涕，下鼻甲肿胀；鼻渊病程相对较长，鼻涕混浊量多，以中鼻甲肿大为主，中鼻道或嗅裂可见脓涕。

3.2.2　鼻窒

鼻窒与鼻渊均可出现鼻塞、流涕。鼻窒以鼻塞和下鼻甲肿胀为主，病程较长；鼻渊以浊涕量多为突出症状，可伴鼻塞、头痛或头昏，中鼻道或嗅裂可见脓涕，中鼻甲常肿胀，病程可长可短。鼻窦影像学检查可帮助诊断。

4　辨证

4.1　肺经风热证

鼻涕量多，混浊，鼻塞，嗅觉减退，头痛；或有发热恶寒，汗出，咳嗽，痰多；舌边尖红，舌苔薄白，脉浮数。

4.2　胆腑郁热证

鼻涕量多、混浊，色黄或黄绿，或有腥臭味，鼻塞，嗅觉减退，头痛剧烈；口苦，咽干，目眩，耳鸣耳聋，寐少梦多，急躁易怒；舌质红，舌苔黄腻，脉弦数。

4.3　脾胃湿热证

鼻涕量多、混浊色黄，缠绵不愈，鼻塞持续，嗅觉减退；倦怠乏力，胸脘痞闷，头昏或头胀，纳呆食少，小便黄赤；舌质红，苔黄腻，脉滑数。

4.4　肺气虚寒证

鼻涕混浊，鼻塞，稍遇风冷则加重，嗅觉减退，病程长；或伴气短乏力，语声低微，面白，自汗，畏寒，易感冒，咳嗽痰多；舌质淡，苔薄白，脉细弱。

4.5 脾气虚弱证

鼻涕混浊、量多，鼻塞，劳累后症状加重，嗅觉减退；或伴有食少，腹胀，便溏，乏力，头昏重；舌淡胖，边有齿印，苔白腻，脉细弱。

5 治疗

5.1 治疗原则

治疗本病以清除浊涕、宣通鼻窍为原则。

5.2 分证论治

5.2.1 肺经风热证

治法：疏风清热。

主方：银翘散（《温病条辨》）加减。

常用药：金银花、连翘、荆芥、薄荷、牛蒡子、淡豆豉、苍耳子、瓜蒌皮、辛夷、桔梗、甘草。

5.2.2 胆腑郁热证

治法：清泻肝胆。

主方：龙胆泻肝汤（《医方集解》）加减。

常用药：柴胡、龙胆、黄芩、栀子、泽泻、车前子、木通、地黄、当归、苍耳子、辛夷、薄荷、蔓荆子、甘草。

5.2.3 脾胃湿热证

治法：清热利湿。

主方：甘露消毒丹（《温热经纬》）加减。

常用药：藿香、石菖蒲、豆蔻、薄荷、滑石、茵陈、黄芩、连翘、瓜蒌、苍耳子、辛夷、白芷、川芎、菊花。

5.2.4 肺气虚寒证

治法：温肺散寒。

主方：温肺止流丹（《辨证录》）加减。

常用药：细辛、荆芥、人参、甘草、诃子、桔梗、鱼脑石、辛夷、白芷、黄芪。

5.2.5 脾气虚弱证

治法：健脾益气。

主方：参苓白术散（《太平惠民和剂局方》）加减。

常用药：人参、白术、茯苓、甘草、山药、扁豆、薏苡仁、砂仁、桔梗、陈皮、辛夷。

5.3 中成药

鼻窦炎口服液：适用于胆腑郁热证。

5.4 药物外治

5.4.1 滴鼻

用具有芳香通窍作用的药物制剂滴鼻，以疏通鼻窍，利于排除浊涕。

5.4.2 蒸汽吸入

用含有挥发油的药物，如苍耳子、辛夷、薄荷等，鼻腔蒸汽吸入。

5.5 针灸疗法

5.5.1 体针

主穴：迎香、攒竹、上星、禾髎、印堂、阳白。配穴：合谷、列缺、足三里、三阴交。每次取主穴和配穴各1～2穴。

5.5.2 灸法

主穴：囟会、前顶、迎香、四白、上星。配穴：足三里、三阴交、肺俞、脾俞、肾俞、命门。每

20

次取主穴及配穴各1～2穴，适用于肺气虚寒证及脾气虚弱证。

5.5.3 耳穴贴压

取肺、肝、胆、脾、内鼻等穴。

5.6 按摩

取迎香、合谷按摩。或用两手大鱼际，沿两侧迎香穴上下按摩至发热，每日数次。

鼻 衄

1 范围

本《指南》规定了鼻衄的诊断、辨证和治疗。

本《指南》适用于鼻衄的诊断和治疗。

2 术语和定义

下列术语和定义适用于本《指南》。

鼻衄 epistaxis

鼻衄是指以鼻出血为主要表现的疾病。

3 诊断

3.1 临床症状

轻者仅为涕中带血丝，或鼻血点滴而出，重者鼻血涌出不止。鼻出血多为单侧，也可双侧，严重出血可导致失血性休克。

3.2 局部检查

鼻腔的任何部位均可发生出血。但常见部位为鼻中隔前下方的易出血区和鼻腔后部。鼻内镜检查有助于寻找出血部位。

3.3 其他检查

血常规、肝肾功能、凝血功能等血液检查，鼻窦影像学检查可帮助分析鼻出血原因。

4 辨证

4.1 肺经风热证

近期多有感冒病史，鼻出血点滴而出，血色鲜红；常伴有鼻腔干燥、灼热感，口干；舌边尖红，苔薄白，脉数或浮数。

4.2 胃热炽盛证

突然发作鼻出血，出血量多，血色鲜红；或伴有渴喜冷饮，口气臭秽，大便秘结，小便色黄；舌质红，苔黄，脉洪数。

4.3 肝火上逆证

鼻出血多因情绪波动而致。出血量多，血色鲜红；或伴有头痛眩晕，口苦咽干，面红目赤，烦躁易怒；舌质红，苔黄，脉弦数。

4.4 心火亢盛证

鼻出血色鲜红，量多；或伴有鼻内灼热感，面赤，心烦，失眠，口舌生疮，小便黄；舌尖红，苔黄，脉数。

4.5 肝肾阴虚证

鼻出血色深红，量少，鼻出血呈间断性发作，常在夜间发病；伴有口干，头晕眼花，耳鸣，手足心热，颧红，腰膝酸软；舌红，少苔，脉细数。

4.6 脾不统血证

鼻出血渗渗而出，血色淡红，血量多少不一；或伴有面色无华，少气懒言，神疲倦怠，纳差，便溏；舌质淡红，苔白，脉细弱。

5 治疗

5.1 治疗原则

治疗本病应遵循急则治标、缓则治本的原则。出血时应首先采用填塞止血等方法，迅速控制出血以治其标；出血暂时停止后再审证求因，辨证治疗以治其本，防止再次出血。

5.2 分证论治

5.2.1 肺经风热证

治法：疏风清热。

主方：桑菊饮（《温病条辨》）加减。

常用药：桑叶、菊花、桔梗、苦杏仁、薄荷、芦根、藕节、白茅根、地黄。

5.2.2 胃热炽盛证

治法：清热凉血。

主方：凉膈散（《太平惠民和剂局方》）加减。

常用药：大黄、玄明粉、地黄、甘草、栀子、薄荷、黄芩、连翘、白茅根。

5.2.3 肝火上逆证

治法：清肝泻火。

主方：龙胆泻肝汤（《医方集解》）加减。

常用药：龙胆、黄芩、栀子、柴胡、白芍、地黄、白茅根、川牛膝。

5.2.4 心火亢盛证

治法：清心泻火。

主方：导赤散（《小儿药证直诀》）加减。

常用药：地黄、淡竹叶、甘草梢、黄芩、黄连、白茅根、藕节。

5.2.5 肝肾阴虚证

治法：滋阴降火。

方药：知柏地黄汤（《医宗金鉴》）加减。

常用药：熟地黄、山茱萸、山药、牡丹皮、泽泻、茯苓、知母、黄柏、白茅根。

5.2.6 脾不统血证

治法：益气摄血。

方药：归脾汤（《济生方》）加减。

常用药：人参、黄芪、白术、茯苓、当归、龙眼肉、酸枣仁、远志、木香、甘草。

5.3 中成药

黄连上清丸：适用于胃热炽盛证。

龙胆泻肝丸：适用于肝火上逆证。

知柏地黄丸：适用于肝肾阴虚证。

归脾丸：适用于脾不统血证。

5.4 针灸疗法

主穴：天府、合谷、大椎、上星。配穴：肺经风热证加尺泽、孔最；胃热炽盛证加内庭；肝火上逆证加太冲、行间；心火亢盛证加少冲、少泽；肝肾阴虚证加太溪、涌泉；脾不统血证加太白、足三里。

5.5 其他疗法

5.5.1 前鼻孔填塞

以无菌凡士林纱条填入鼻腔压迫出血部位，也可根据具体病情使用止血海绵、止血气囊等予以填塞。

5.5.2 后鼻孔栓塞

用于鼻腔后部出血严重的患者，以栓塞后鼻孔达到止血目的。

5.5.3 烧灼法

用于可找到固定出血点的患者。表面麻醉后选用50％硝酸银、三氯醋酸烧灼出血点；亦可使用微波、激光、射频及双极电凝器等止血。

5.5.4 冷敷法

使用冰袋或冷水浸湿毛巾敷于患者颈部、额部等处，以降温止血。

5.5.5 压迫法

用手指紧捏患者双侧鼻翼 10 ~ 15 分钟，以达止血目的。

————————

急 喉 痹

1 范围

本《指南》规定了急喉痹的诊断、辨证和治疗。

本《指南》适用于急喉痹的诊断和治疗。

2 术语和定义

下列术语和定义适用于本《指南》。

急喉痹 acute pharyngitis，etc.

急喉痹是指以发病急骤、咽痛、咽黏膜肿胀为特征的疾病。西医学的急性咽炎等属于本范畴。

3 诊断

3.1 诊断要点

3.1.1 病史

可有感冒病史，或有接触高温、粉尘环境及嗜食辛辣食物史。

3.1.2 临床症状

起病急，咽痛，咽部灼热，病情重者有吞咽困难及恶寒、发热等症。

3.1.3 局部检查

咽部黏膜、悬雍垂、咽侧索充血肿胀，咽后壁淋巴滤泡红肿。

3.2 鉴别诊断

3.2.1 急乳蛾

急乳蛾与急喉痹均有咽痛。急乳蛾可见腭扁桃体红肿，或表面有黄白脓点；急喉痹以咽黏膜肿胀、充血为主。

3.2.2 急性会厌炎

急性会厌炎有咽痛、吞咽困难，并且咽喉堵塞感明显，严重者可出现呼吸困难，检查见会厌充血、肿胀。急喉痹以咽痛、咽黏膜肿胀为主。

4 辨证

4.1 外感风热证

咽痛，咽干灼热，发热，头痛，咳嗽痰黄；咽黏膜色鲜红而肿；舌边尖红，苔薄白，脉浮数。

4.2 外感风寒证

咽痛，口不渴，恶寒，头痛，咳嗽痰稀；咽黏膜色淡红而肿；舌质淡红，苔薄白，脉浮紧。

4.3 肺胃热盛证

咽痛较剧，口渴多饮，吞咽困难，咳嗽痰黄，便秘尿赤；咽黏膜红肿，咽后壁淋巴滤泡肿胀，或颌下淋巴结肿大；舌红，苔黄，脉洪数。

5 治疗

5.1 治疗原则

治疗本病以祛邪利咽、消肿止痛为原则。

5.2 分证论治

5.2.1 外感风热证

治法：疏风清热。

主方：疏风清热汤（《中医喉科学讲义》）加减。

常用药：荆芥、防风、牛蒡子、薄荷、金银花、连翘、黄芩、赤芍、玄参、浙贝母、天花粉、桑白皮、射干、桔梗。

5.2.2 外感风寒证

治法：疏风散寒。

主方：六味汤（《喉科秘旨》）加减。

常用药：荆芥、防风、僵蚕、薄荷、桔梗、甘草。

5.2.3 肺胃热盛证

治法：清热利咽。

主方：清咽利膈汤（《外科正宗》）加减。

常用药：大黄、玄明粉、金银花、连翘、知母、牛蒡子、黄芩、黄连、桔梗、射干、甘草。

5.3 中成药

百蕊片（胶囊、颗粒）：适用于外感风热证。

鼻咽灵片：适用于肺胃热盛证。

5.4 药物外治

5.4.1 吹药

选用清热解毒、利咽消肿的中药粉剂吹于患处，每日数次。

5.4.2 含服

用清热解毒利咽的中药含片含服。

5.4.3 含漱

用清热解毒、利咽消肿的中药煎水含漱，每日数次。

5.5 针灸疗法

5.5.1 刺血法

咽部红肿、疼痛剧烈伴发热者，可用三棱针在耳尖、耳背或十宣穴点刺放血，以泄热毒。

5.5.2 体针

取合谷、内庭、曲池、肺俞、太溪、照海、风府、足三里为主穴，以尺泽、内关、复溜、列缺、三阴交等为配穴。每次主穴、配穴各取 1～2 穴，以泻法为主。

慢 喉 痹

1 范围

本《指南》规定了慢喉痹的诊断、辨证和治疗。

本《指南》适用于慢喉痹的诊断和治疗。

2 术语和定义

下列术语和定义适用于本《指南》。

慢喉痹 chronic pharyngitis, etc.

慢喉痹是指长期咽部不适，咽黏膜肥厚或萎缩为主要特征的疾病。西医学的慢性咽炎等属于本范畴。

3 诊断

3.1 诊断要点

3.1.1 病史

可有急喉痹反复发作史，或有嗜好烟酒、辛辣食物史，或长期烟尘、有害气体刺激史。

3.1.2 临床症状

咽部干燥，或有异物感、灼热感、轻微疼痛等不适感，或咽痒咳嗽、干呕等。病程较长，时轻时重。

3.1.3 局部检查

咽黏膜弥漫性充血，或见咽侧索肥厚，咽后壁淋巴滤泡增生，甚者融合成片；或咽黏膜干燥萎缩。

3.2 鉴别诊断

3.2.1 慢乳蛾

慢乳蛾可有咽部干燥、异物感等症状，但同时可见腭扁桃体慢性充血、粘连，隐窝口可有栓塞物。

3.2.2 咽喉和食道肿瘤

咽喉和食道肿瘤可出现咽部异物感等症状，但进食时症状加重，咽喉镜及食道镜等检查可见新生物；慢喉痹咽异物感仅在空咽时较明显，但无呼吸、吞咽障碍。

4 辨证

4.1 肺肾阴虚证

咽干少饮，隐隐作痛，午后较重，或咽部哽哽不利，干咳痰少而稠；或有手足心热，午后颧红，失眠多梦，耳鸣眼花；舌红，苔薄，脉细数。

4.2 脾气虚弱证

咽喉不舒，微干、微痒、微痛；口干不欲饮，或喜热饮，或恶心，呃逆反酸，倦怠乏力，少气懒言，或腹胀，胃纳欠佳，大便不调；舌质淡红，边有齿印，苔薄白，脉细弱。

4.3 脾肾阳虚证

咽部异物感，哽哽不利，痰涎稀白，病程日久；咽黏膜色淡；或有面白，形寒肢冷，腰膝冷痛，腹胀，食少，大便清稀；舌质淡胖，苔白，脉沉细。

4.4 痰凝血瘀证

咽部异物梗阻感，咽微痛，咳痰不爽；或恶心欲吐，胸闷不舒；舌质暗红，或有瘀斑瘀点，苔薄白，脉弦滑。

5 治疗

5.1 治疗原则

治疗本病以扶正利咽为原则。

5.2 分证论治

5.2.1 肺肾阴虚证

治法：养阴利咽。

主方：百合固金汤（《医方集解》）加减。

常用药：地黄、熟地黄、麦冬、百合、北沙参、浙贝母、当归、白芍、甘草。

5.2.2 脾气虚弱证

治法：益气利咽。

主方：补中益气汤（《脾胃论》）加减。

常用药：黄芪、人参、白术、甘草、当归、茯苓、柴胡、白芍、升麻、陈皮。

5.2.3 脾肾阳虚证

治法：温阳利咽。

主方：附子理中汤（《阎氏小儿方论》）加减。

常用药：附子、干姜、人参、白术、茯苓、陈皮、甘草。

5.2.4 痰凝血瘀证

治法：祛痰化瘀。

主方：贝母瓜蒌散（《医学心悟》）加减。

常用药：贝母、瓜蒌皮、天花粉、橘红、桔梗、茯苓、赤芍、牡丹皮、红花、当归、玄参。

5.3 中成药

六味地黄丸：适用于肺肾阴虚证。

补中益气丸：适用于脾气虚弱证。

5.4 针灸疗法

5.4.1 体针

取肺俞、太溪、足三里为主穴，以尺泽、内关、三阴交等为配穴。每次主穴、配穴各取1~2穴，根据辨证采用补泻手法。

5.4.2 灸法

取合谷、足三里、三阴交、血海、肺俞、肾俞等穴，悬灸或隔姜灸，每次2~3穴。适用于脾气虚弱证、脾肾阳虚证。

5.4.3 耳针、耳穴贴压

耳针取咽喉、肺、肾、心、肾上腺、内分泌、神门；或可行耳穴贴压。

急 乳 蛾

1 范围

本《指南》规定了急乳蛾的诊断、辨证和治疗。

本《指南》适用于急乳蛾的诊断和治疗。

2 术语和定义

下列术语和定义适用于本《指南》。

急乳蛾 acute tonsilitis

急乳蛾是指以起病急骤，咽痛，腭扁桃体红肿，表面或有黄白脓点为主要特征的疾病。西医学的急性扁桃体炎等属于本范畴。

3 诊断

3.1 诊断要点

3.1.1 病史

可有受凉、疲劳、感冒病史。

3.1.2 临床症状

起病急，咽痛，吞咽困难。全身可伴有恶寒、发热、头痛、纳差、乏力、周身不适等。小儿可有高热、抽搐、呕吐、昏睡等症。

3.1.3 局部检查

扁桃体红肿，表面可有黄白色脓点，重者腐脓成片，但不超出扁桃体范围。下颌角淋巴结可肿大。

3.1.4 其他检查

血常规：白细胞总数升高，中性白细胞增多。

3.2 鉴别诊断

3.2.1 急喉痹

急喉痹与急乳蛾均有咽痛、发热等症状，但急喉痹咽痛及发热等症状一般比急乳蛾轻，以咽黏膜肿胀、充血为主，扁桃体不化脓。

3.2.2 急性会厌炎

急性会厌炎有咽痛、吞咽困难，并且咽喉堵塞感明显，严重者可出现呼吸困难，检查见会厌充血、肿胀。急乳蛾咽痛、发热、扁桃体红肿化脓较明显，不出现呼吸困难。

3.2.3 白喉

白喉多数发热不高。扁桃体上可见灰白色假膜，假膜可超越腭弓，覆盖软腭、悬雍垂或咽后壁。假膜与组织紧密粘连，不易剥离，如强行剥离可出血。细菌学检查有助于诊断。

4 辨证

4.1 风热外犯证

咽痛逐渐加剧，灼热，吞咽时疼痛加重；扁桃体红肿；发热，微恶风，头痛，咳嗽；舌边尖红，苔薄白，脉浮数。

4.2 肺胃热盛证

咽痛剧烈，连及耳根，吞咽困难；扁桃体红肿，有黄白色脓点，甚者腐脓成片；咽峡红肿，颌下有淋巴结肿大、压痛；身热，口渴，咳嗽，痰黄稠，口臭，腹胀，大便秘结，小便色黄；舌质红，苔黄，脉数。

5 治疗

5.1 治疗原则

治疗本病以清热、消肿、利咽为原则。

5.2 分证论治

5.2.1 风热外犯证

治法：疏风清热。

主方：疏风清热汤（《中医喉科学讲义》）加减。

常用药：荆芥、防风、牛蒡子、甘草、金银花、连翘、桑白皮、赤芍、桔梗、黄芩、天花粉、玄参、浙贝母。

5.2.2 肺胃热盛证

治法：清热利咽。

主方：清咽利膈汤（《外科正宗》）加减。

常用药：大黄、玄明粉、金银花、连翘、知母、锦灯笼、黄芩、黄连、桔梗、射干、甘草。

5.3 中成药

六神丸：适用于肺胃热盛证。

5.4 药物外治

5.4.1 吹药

选用清热解毒、利咽消肿的中药粉剂吹于患处，每日数次。

5.4.2 含服

用清热解毒利咽中药含片或丸剂含服。

5.4.3 含漱

用清热解毒、利咽消肿的中药煎水含漱，每日数次。

5.5 针灸疗法

5.5.1 体针

以合谷、天容、廉泉、内庭、曲池为主穴，天突、少泽、鱼际等为配穴。每次取主穴、配穴各1~2穴。

5.5.2 刺血法

咽痛剧烈伴发热，扁桃体红肿成脓阶段，可用三棱针在耳尖、耳背或十宣穴点刺放血，以泄热毒。

5.5.3 耳穴贴压

扁桃体、咽喉、肺、胃、肾上腺等穴，每次取3~5穴。

5.6 擒拿法

咽痛剧烈、吞咽困难、汤水难下者，可用擒拿法缓解患者咽部疼痛，得以服药和饮食。

————————

慢 乳 蛾

1 范围

本《指南》规定了慢乳蛾的诊断、辨证和治疗。

本《指南》适用于慢乳蛾的诊断和治疗。

2 术语和定义

下列术语和定义适用于本《指南》。

慢乳蛾　chronic tonsilitis

慢乳蛾是指以反复发作的咽痛或异物感，腭扁桃体肿大或萎缩，或有脓栓为特征的疾病。西医学的慢性扁桃体炎等属于本范畴。

3 诊断

3.1 诊断要点

3.1.1 病史

可有急乳蛾反复发作病史。

3.1.2 临床症状

反复发作咽部疼痛、异物感，或有口臭、低热等。

3.1.3 局部检查

咽部黏膜暗红，腭扁桃体肿大或萎缩，表面凹凸不平，色暗红，或有脓点，或挤压扁桃体后分泌物自扁桃体腺窝口溢出。

3.1.4 其他检查

咽拭子培养等细菌学检查有助于诊断及治疗。在"病灶"型病例中，测定血沉、抗链球菌溶血素"O"、血清黏蛋白、心电图等有助于并发症的诊断。

3.2 鉴别诊断

3.2.1 慢喉痹

慢喉痹与慢乳蛾临床症状相似，均可出现反复咽痛、异物感等不适。慢喉痹主要见到咽部暗红，或淋巴滤泡增生；慢乳蛾则主要见腭扁桃体肿大或萎缩，挤压后有分泌物自腺窝口溢出。

3.2.2 梅核气

梅核气可出现咽异物感等不适，与慢乳蛾症状有类似之处，但梅核气更重要的是与情绪变化有关。

3.2.3 扁桃体肿瘤

扁桃体肿瘤可出现咽异物感或疼痛不适，但检查可见一侧扁桃体逐渐增大，或有溃疡，颌下可有淋巴结肿大、质硬、不移动，病理检查可鉴别。

4 辨证

4.1 肺肾阴虚证

咽干、灼热、微痒、微痛，午后症状加重；扁桃体肿大或缩小，或有少许脓栓；或伴有午后颧红，手足心热，失眠多梦，或干咳，痰少而黏，耳鸣眼花，腰膝酸软，大便偏干；舌红，少苔，脉细数。

4.2 脾气虚弱证

咽干，咽痒，咽异物感；扁桃体肿大或缩小，色淡红；咳嗽痰白，胸脘痞闷，易恶心呕吐，口淡不渴，大便溏薄；舌质淡，苔白，脉细弱。

4.3 痰瘀互结证

咽干，咽痛，时作时休；扁桃体肿大，有韧硬感，表面凹凸不平；舌质暗，有瘀点，苔白腻，脉细涩。

5 治疗

5.1 治疗原则

治疗本病以扶正、消肿、利咽为原则。

5.2 分证论治

5.2.1 肺肾阴虚证

治法：养阴利咽。

主方：百合固金汤（《医方集解》）加减。

常用药：百合、地黄、熟地黄、麦冬、玄参、当归、白芍、浙贝母、桔梗、甘草。

5.2.2 脾气虚弱证

治法：益气利咽。

主方：六君子汤（《太平惠民和剂局方》）加减。

常用药：人参、白术、茯苓、炙甘草、陈皮、桔梗、浙贝母、薏苡仁。

5.2.3 痰瘀互结证

治法：化痰散瘀。

主方：会厌逐瘀汤（《医林改错》）。

常用药：桃仁、红花、桔梗、地黄、当归、玄参、柴胡、枳壳、赤芍、甘草。

5.3 中成药

百合固金丸：适用于肺肾阴虚证。

补中益气丸：适用于脾气虚弱证。

5.4 针灸疗法

5.4.1 体针

取太溪、鱼际、三阴交、足三里，平补平泻，留针20～30分钟，每日1次。

5.4.2 耳穴贴压

取扁桃体、咽喉、肺、胃、肾上腺等穴。每次取3～5穴。

5.5 其他疗法

5.5.1 烙法

腭扁桃体肥大者可用烙治。烙时注意勿触及其他部位。如患处表面有烙后的白膜，应轻轻刮去再烙。一般3～5日1次，直至患处平复为止。

5.5.2 啄治法

用扁桃体手术弯刀，在扁桃体上做雀啄样动作，每侧4～5下，3～4日1次。

急 喉 瘖

1 范围

本《指南》规定了急喉瘖的诊断、辨证和治疗。

本《指南》适用于急喉瘖的诊断和治疗。

2 术语和定义

下列术语和定义适用于本《指南》。

急喉瘖 acute laryngitis, etc.

急喉瘖是指以起病急骤，声音嘶哑为主要特征的疾病。西医学的急性喉炎等属于本范畴。

3 诊断

3.1 诊断要点

3.1.1 病史

多有感冒史及发声不当或过度史。

3.1.2 临床症状

起病较急，病程较短，声音嘶哑，甚至完全失音，或伴有咽喉干燥、疼痛；或有恶寒、发热、疲倦。

3.1.3 局部检查

声带及喉部黏膜充血、肿胀，声门闭合不全。

3.2 鉴别诊断

白喉亦有声嘶、喉痛症状，但白喉多有面色苍白、精神萎靡等全身中毒症状，检查见咽部及喉部黏膜表面有灰白色假膜，不易擦去，分泌物涂片、培养可找到白喉杆菌。

4 辨证

4.1 风寒犯肺证

声音嘶哑，或有咽喉微痛，吞咽不利，喉痒，咳嗽不爽；声带和喉黏膜色淡红微肿；鼻塞，流清涕，恶寒，发热无汗，头痛，口不渴；舌苔薄白，脉浮紧。

4.2 风热犯肺证

声音嘶哑，喉内干痒不适，或有灼热疼痛感；声带和喉黏膜色淡红肿；或伴发热，恶寒，头痛，肢体倦怠；舌边尖红，苔薄白，脉浮数。

4.3 痰热壅肺证

声音嘶哑，咽喉痛甚；室带、声带等喉黏膜色红、肿胀，声带上或有黄白色分泌物附着，声门闭合不全；咳嗽痰黄，口渴，大便秘结；舌质红，苔黄，脉滑数。

5 治疗

5.1 治疗原则

治疗本病以开音、利喉、消肿为原则。

5.2 分证论治

5.2.1 风寒犯肺证

治法：疏风散寒。

主方：三拗汤（《太平惠民和剂局方》）加减。

常用药：麻黄、苦杏仁、甘草、防风、木蝴蝶、僵蚕、蝉蜕。

5.2.2 风热犯肺证

治法：疏风清热。

主方：疏风清热汤（《中医喉科学讲义》）加减。

常用药：金银花、连翘、蝉蜕、木蝴蝶、牛蒡子、玄参、桔梗、桑白皮、荆芥、甘草。

5.2.3　痰热壅肺证

治法：清肺化痰。

主方：泻白散（《小儿药证直诀》）加减。

常用药：桑白皮、地骨皮、甘草、黄芩、苦杏仁、瓜蒌子、浙贝母、天竺黄、蝉蜕、木蝴蝶。

5.3　中成药

金嗓开音丸：适用于风热犯肺证。

黄氏响声丸：适用于痰热壅肺证。

5.4　外治

5.4.1　含服

铁笛丸：每次 1 丸，每日 2 次。

5.4.2　蒸汽或超声雾化吸入

辨证选用中药煎煮，做蒸汽吸入；或用鱼腥草注射液、穿心莲注射液等超声雾化吸入。

5.5　针灸疗法

5.5.1　体针

局部取穴：人迎、水突、廉泉、天鼎、扶突，每次 2～3 穴；远端取穴：合谷、少商、商阳、尺泽，每次 1～2 穴，用泻法。

5.5.2　耳穴贴压

取咽喉、肺、大肠、神门、内分泌、皮质下、平喘等穴，进行耳穴贴压。

5.5.3　刺血法

用三棱针刺少商、商阳穴，放血 1～2 滴，有泄热利喉的作用。

5.5.4　穴位注射

取廉泉、人迎、大迎、水突、气舍，每次 1～2 穴，注射鱼腥草注射液等。

5.6　按摩疗法

先取人迎、水突穴的连线及其附近部位，用一指禅法或拿法，往返数次，或配合揉法。然后在人迎、水突穴及敏感压痛点处采用揉法。

————————————

慢 喉 瘖

1 范围

本《指南》规定了慢喉瘖的诊断、辨证和治疗。

本《指南》适用于慢喉瘖的诊断和治疗。

2 术语和定义

下列术语和定义适用于本《指南》。

慢喉瘖　chronic laryngitis，etc.

慢喉瘖是指以长期或反复发作声音嘶哑为主要特征的疾病。西医学的慢性喉炎等属于本范畴。

3 诊断

3.1 诊断要点

3.1.1 临床症状

反复发作声音嘶哑、讲话费力。伴喉部有微痛、紧缩感、异物感，常清嗓以缓解喉部不适。初为间歇性，逐渐加重成为持续性。

3.1.2 局部检查

喉部黏膜淡红或暗红，声带肿胀。声带或有小结、息肉，声门闭合不良，室带增厚等。纤维喉镜或电子喉镜有助于清晰显示喉部病变。

3.2 鉴别诊断

3.2.1 喉乳头状瘤

喉乳头状瘤声音嘶哑逐渐加重，检查见喉部有乳头状新生物。病理检查可明确诊断。

3.2.2 喉癌

喉癌声音嘶哑进行性加重，可有痰中带血，癌肿较大时或引起呼吸困难，检查见声带、室带等处有菜花样、结节状新生物，声带活动受限或固定，转移性颈淋巴结肿大等。病理检查可明确诊断。

3.2.3 喉结核

喉结核声音嘶哑与本病相似，但喉结核患者多有肺结核等病史，伴有低热、咳嗽、咳痰、午后潮热等症，检查声带等部位可见溃疡，黏膜苍白肿胀等表现，痰培养及局部组织病理检查可帮助诊断。

4 辨证

4.1 肺肾阴虚证

声音嘶哑，咽喉干涩微痛，干咳，痰少而黏，常需清嗓，午后加重；喉黏膜微红肿，声带肥厚，或喉黏膜干燥、变薄，声门闭合不全；或见颧红唇赤，头晕耳鸣，虚烦少寐，手足心热；舌红少津，脉细数。

4.2 肺脾气虚证

声音嘶哑，发音费力，不能持久，劳则加重；喉黏膜色淡，声带松弛无力，声门闭合不全；或见食少，便溏，倦怠乏力；舌淡胖，边有齿印，苔白，脉细弱。

4.3 血瘀痰凝证

声音嘶哑，发音费力，喉内异物感或有黏痰；喉黏膜暗红肥厚，或有声带小结、息肉；胸闷不舒；舌暗红或有瘀点，苔薄白，脉细涩。

5 治疗

5.1 治疗原则

治疗本病以扶正、开音、利喉为原则。

5.2 分证论治

5.2.1 肺肾阴虚证

治法：养阴利喉。

主方：百合固金汤（《医方集解》）加减。

常用药：百合、地黄、熟地黄、麦冬、玄参、白芍、桔梗、甘草、浙贝母、乌梅。

5.2.2 肺脾气虚证

治法：益气开音。

主方：补中益气汤（《脾胃论》）加减。

常用药：人参、黄芪、白术、陈皮、山药、升麻、柴胡、甘草、木蝴蝶。

5.2.3 血瘀痰凝证

治法：活血化痰。

主方：会厌逐瘀汤（《医林改错》）加减。

常用药：当归、红花、赤芍、桃仁、地黄、枳壳、柴胡、桔梗、甘草、玄参、僵蚕。

5.3 蒸汽或超声雾化吸入

可用乌梅、薄荷、麦冬、甘草等煮热，蒸汽吸入，适用于肺肾阴虚证者；用复方丹参注射液超声雾化吸入，适用于血瘀痰凝证。

5.4 针灸疗法

5.4.1 体针

取人迎、水突、廉泉、天鼎、扶突，每次2～3穴；配合远端取穴，肺脾气虚证取足三里，肺肾阴虚证取三阴交。用补法或平补平泻。

5.4.2 耳穴贴压

取神门、内分泌、咽喉、肺、大肠、脾、肾等穴，每次选3～4穴，两耳交替，隔日1次。

5.4.3 穴位注射

取人迎、水突、廉泉，每次2～3穴，做穴位注射，药物可选用复方丹参注射液或当归注射液。